AF405047

DES OBSTACLES

AUX PROGRÈS

DE LA THÉRAPEUTIQUE

POSITIVE,

PAR CH. FORGET,

PROFESSEUR A LA FACULTÉ DE MÉDECINE DE STRASBOURG.

« La connaissance la plus nécessaire au mé-
« decin, après celle des maladies, est la con-
« naissance des médicaments simples qu'il
« doit employer pour les combattre et de l'art
« de les combiner entre eux pour modifier leur
« action selon l'exigence des symptômes. »
DESBOIS DE ROCHEFORT. (MAT. MÉDIC. *Introd.*, p. 33.)

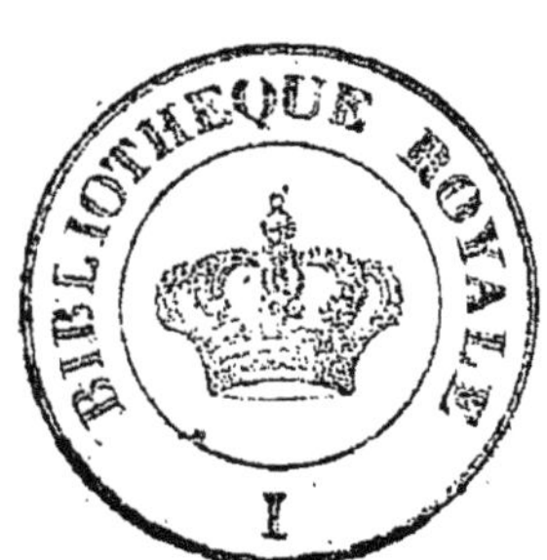

STRASBOURG,

CHEZ DERIVAUX, LIBRAIRE, RUE DES HALLEBARDES, 24.

1842.

STRASBOURG, IMPRIMERIE DE G. SILBERMANN.

DES OBSTACLES

AUX PROGRÈS

DE LA THÉRAPEUTIQUE POSITIVE.

« Incohérent assemblage d'opinions elles-mêmes incohé-
« rentes, la matière médicale est peut-être de toutes les scien-
« ces physiologiques celle où se peignent le mieux les travers
« de l'esprit humain. Que dis-je ? Ce n'est point une science
« pour un esprit méthodique. C'est un ensemble informe d'i-
« dées inexactes, d'observations souvent puériles, de moyens
« illusoires, de formules aussi bizarrement conçues que fas-
« tidieusement assemblées. »

BICHAT (ANAT. GÉNÉR. *Consid. génér.*, p. 46. 1801.)

Ce jugement sévère, infligé par l'illustre BICHAT, fut toujours,
est encore, et sera longtemps une vérité. Vérité contre laquelle s'insurgerait vainement l'orgueil médical, car elle est
inhérente à l'essence même des choses, des esprits et de la
profession. Elle est dans l'essence des choses, car les objets
de la médecine, c'est-à-dire l'homme, la maladie et le médicament nous sont inconnus dans leurs éléments intimes ; elle est
dans l'essence des esprits, car dût la science être un jour édi-
fiée sur les bases les plus positives, il se trouvera toujours
des esprits faux et remuants pour en pervertir les dogmes, de
même que l'exactitude des sciences mathématiques n'exclut
point les mauvais mathématiciens ; enfin cette triste vérité est

encore dans l'essence de la profession, car les rivalités, en dépit des convictions, fomenteront toujours des dissentions parmi les hommes voués à un art qui peut donner gloire, honneurs et richesses.

Est-ce à dire qu'en désespoir d'atteindre à la perfection, il faille abandonner la science aux ténèbres qui l'environnent? Si les grands moralistes de tous les temps n'ont pas extirpé les vices du sein des sociétés, au moins ont-ils eu la gloire d'en diminuer le nombre et les effets, et le monde civilisé leur a décerné des couronnes. Dans l'impossibilité d'imposer une digue au torrent, tâchons au moins d'en modérer la violence.

Mais pour atteindre un but quelconque, il est nécessaire de connaître les obstacles qui peuvent encombrer la route, et c'est ce qui nous engage à rechercher les causes des erreurs, des préjugés et des obscurités nombreuses qui enveloppent et dégradent l'art dans ses applications.

Le germe des maux que nous signalons émane de l'origine même des notions médicales. Profondément ignorants des procédés de la nature dans l'acte mystérieux de la guérison, les premiers hommes durent accueillir, comme agent efficace, tout procédé, toute substance dont l'application fût suivie de guérison; les tables votives des temples d'Esculape durent être remplies de mensonges acceptés comme pures vérités. Une trompeuse expérience fut jusqu'alors la seule source d'erreurs; mais dès l'instant où la science fut organisée, les théories spéculatives de ses fondateurs devinrent une cause non moins féconde d'aberrations d'autant plus dangereuses qu'elles se répandaient sous la garantie d'autorités révérées à l'égal des dieux, et dont le culte a traversé vingt siècles : tels furent Hippocrate et Galien. En effet, si la science primitive dut être purement empirique et fortuite, le dogmatisme créa nécessairement des indications *à priori*, car telle est son essence.

De la promiscuité, de l'empirisme et du méthodisme, naquit une thérapeutique bâtarde, confuse, superstitieuse, absurde, telle qu'on la trouve dans l'œuvre encyclopédique de Pline, le naturaliste, ce fidèle compilateur des inepties comme

des sublimes conceptions de l'antiquité. Puis vinrent se sur-
ajouter les élucubrations polypharmaques des Arabes, les gro-
tesques imaginations de l'astrologie judiciaire, du magnétisme
minéral, de l'alchimie, et tout le fatras de la science hermé-
tique, mystique, cabalistique des investigateurs de la Panacée
universelle et de la pierre philosophale. Car telle fut la source
impure de la chimie proprement dite, de cette belle science
sur laquelle repose l'avenir de la nôtre, comme semblent le
prouver les travaux modernes et tout récemment ceux du
professeur DUMAS [1]. Mais combien de temps lui faudra-t-il encore pour se dépouiller de ses langes maternels, quant à ses
applications au traitement des maladies ?

Convenons que la chimie a rendu d'immenses services à la
thérapeutique : en la dotant d'une foule de remèdes nouveaux ; en faisant rejeter comme illusoires beaucoup de médicaments dépourvus d'action ; en introduisant plus d'exactitude et de simplicité dans les opérations pharmaceutiques ; en
éclairant les médecins sur le choix des médicaments et sur
leurs combinaisons rationnelles ; mais, en même temps, n'ou-
blions pas l'énorme influence qu'exercent encore sur la pratique de nos jours les vieux errements de la chimie informe
des siècles passés ; cette chimie spéculative des acides, des
alcalis, des ferments humoraux, qui régit encore, à notre
insu, l'administration de quantité de remèdes usuels : acides,
alcalis, sels, soufre, mercure, antimoine, etc. «On assure
«souvent, dit CULLEN, que leurs prétendues vertus sont confir-
«mées par l'expérience, mais il n'y a point d'auteurs qui aient
«plus fréquemment tenté de tromper les lecteurs, en fait de
«matière médicale, que les chimistes.» (MAT. MÉDIC. *Histoire.*)
Non-seulement les traités modernes ont conservé les errements de l'antique chimisme, mais encore ils ne sont pas
exempts des traditions les plus superstitieuses : «la doctrine
«des signatures, dit l'auteur ci-dessus, subsistait encore il y

---

[1] DISCOURS DE CLÔTURE DU COURS DE CHIMIE A LA FACULTÉ DE MÉDE-
CINE DE PARIS.

6

« a peu de temps, car elle seule a déterminé à admettre
« le curcuma et la grande chélidoine (dont les sucs sont de
« couleur jaune) dans le *decoctum ad ictericos* de la pharma-
« copée d'Édimbourg de 1756. » (CULLEN, *loc. cit.*). En cher-
chant bien, nous trouverions dans les livres les plus récents
des remèdes d'origine plus ridicule encore. Or, d'où vient
qu'à travers les nombreuses révolutions de la science, les remèdes les plus surannés ont survécu au naufrage des théories ? C'est ce qu'il s'agit de rechercher.

Et d'abord, c'est que depuis trois siècles et plus que l'esprit humain s'est affranchi des entraves de l'antiquité, les
raisonneurs ne se sont guère attaqués qu'aux systèmes. Peu
soucieux qu'ils étaient de la pratique, sujet trop infime pour
occuper les intelligences quintescentielles de ces époques de
luttes scholastiques où chaque jour se renouvelait la mystifi-
cation de la *dent d'or*, on foudroyait les doctrines, mais on dé-
daignait de descendre jusqu'aux faits dont on ignorait d'ailleurs les conditions légitimes, et les remèdes d'origine erro-
née ont ainsi passé à l'abri de l'indifférence; puis le temps les
a consacrés à la faveur de ce mot si menteur, *l'expérience*.
On osait bien, d'ailleurs, combattre les anciens sur le terrain
de la théorie, mais on les respectait encore assez pour croire
qu'ils avaient bien vu. Les remèdes furent donc acceptés
comme réellement efficaces, sauf à interpréter leur action
d'après les données de la science nouvelle. Fausse idée de ce
qui constitue l'expérience, aveugle respect pour les traditions
de l'antiquité, telles furent donc les causes premières de la
perpétuité des erreurs et des préjugés en thérapeutique. Chose
étrange! un remède nouveau est admis sur la foi de la théorie, celle-ci passe et le remède reste sur la foi de l'antiquité :
cercle vicieux auquel échappe difficilement l'esprit humain
avec ses tendances à sanctifier ce qui est antique.

Une autre source d'erreurs est le soin avec lequel les auteurs
de pharmacopées ont recueilli le bon grain et l'ivraie, dans
le but de faire étalage d'érudition et de grossir leurs volumes.
Puis ces compilateurs ne furent pas toujours, tant s'en faut,

de savants médecins, et ils agirent plus souvent en historiens scrupuleux qu'en profonds philosophes. Or, c'est dans les traités spéciaux de matière médicale et dans les formulaires que le simple praticien va, d'ordinaire, chercher les remèdes dont il a maintenant besoin, et trop souvent il procède au choix sans beaucoup de critique. C'est ainsi que se perpétuent les formules incohérentes, ces formules dont HUXHAM disait qu'APOLLON lui-même serait embarrassé d'en deviner le but, formules accueillies avec une déplorable facilité par les auteurs classiques, lesquels même tirent naïvement vanité de cette stérile abondance. « D'après les sources impures d'où «sont sorties les idées qu'on s'est formées sur les vertus des « médicaments, dit CULLEN, il est évident que les écrits de ma· «tière médicale, qui ne sont presque tous que des compila· «tions, doivent être remplis d'erreurs et d'objets frivoles. » (MAT. MÉD. *Histoire*).

Il nous en coûte de produire des exemples, mais il le faut, dans l'intérêt de l'humanité, et nous les choisirons dans la sphère la plus élevée : ouvrons le *Codex* lui-même (Paris 1837). Nous y rencontrons :

La *teinture d'aloës composée* où, près d'une base purgative, l'aloës, figure un composé sédatif, la thériaque, et près de ce sédatif, des excitants, des toniques, tels que la zédoaire, la gentiane, etc.

La *teinture*, dite effrontément *vulnéraire*, où figurent accumulées dix-huit substances excitantes, heureuse composition deux fois reproduite (p. 281 et 380), sans doute pour que pas on ne l'oublie.

Puis l'*élixir vitriolique de Mynsicht* où se rencontrent quatorze espèces excitantes à côté d'un astringent.

Puis le *vin scillitique amer* où l'on trouve dix substances, là où la scille et le quinquina pourraient suffire.

Vient le fameux *vinaigre des quatre-voleurs* où parmi quinze substances se rencontrent la grande avec la petite absynthe, le vinaigre radical avec le vinaigre fort, comme pour se prêter un appui mutuel, en raison de leurs affinités.

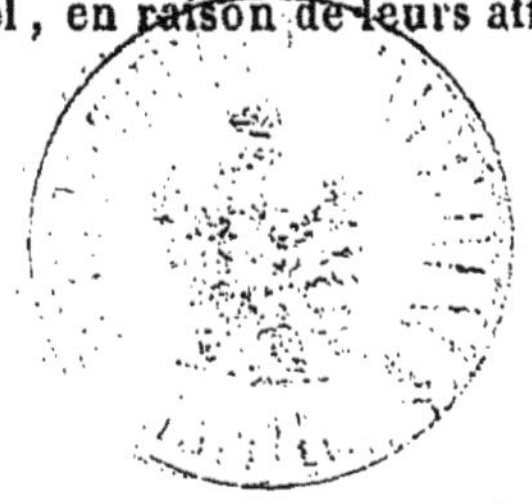

Voici le *baume tranquille* où l'on voit lutter six substances narcotiques contre douze agents excitants ; malgré l'inégalité du nombre ce sont les calmants qui l'emportent, et c'est à ce titre que ce baume est tant répandu.

Autre *baume* dit *de Fioravanti,* auquel doit sa célébrité depuis trois siècles un insigne charlatan, lequel, dit la biographie, « fut d'une vanité ridicule, parlant toujours avec em-« phase, mentant de la manière la plus impudente, et prodi-« guant effrontément des éloges pompeux à ses arcanes » (BIOG. MÉD., art. *Fioraventi),* telle est l'autorité vénérable qui protége ce composé de quinze substances éminemment fragrantes.

Voici l'*eau de Cologne*, larcin fait aux parfumeurs, et qui ressemble, comme deux gouttes d'eau, à la teinture vulnéraire dont elle forme ainsi un troisième exemplaire.

L'analyse des *sirops composés* n'est pas moins affligeante, au point de vue des oppositions qui s'y rencontrent : voyez ceux de *rhubarbe,* d'*ipécacuanha,* de *salsepareille,* d'*erysimum,* d'*armoise,* où militent à l'envi les amers et les adoucissants , les excitants et les narcotiques, etc.

Mais le grand œuvre polypharmaque est particulièrement symbolisé dans la catégorie des électuaires où vous rencontrez l'*électuaire catholicon* qui n'est guère orthodoxe ; l'*électuaire lénitif* où les adoucissants ne sont pas ce qui domine ; l'harmonieux *diaphœnix* où se marient les amandes douces au gingembre, les dattes au poivre noir et à la scammonée.

Plus loin vous rencontrez l'officieux *thé suisse*, cette flore helvétique en miniature.

Passons le *diascordium* éclipsé par la *thériaque* d'Andromaque, cette encyclopédie pharmaceutique. O sublime archiâtre de Néron, combien doit tressaillir votre grande ombre à l'aspect des honneurs décernés depuis dix-huit siècles à votre chef-d'œuvre immortel dont la plus grande gloire sans doute est de se voir accueilli au dix-neuvième par les législateurs de la médecine française, et qui plus est avec de notables additions ! En effet, CELSE, qui donne la composition du mithridate, n'y fait entrer que trente-six substances (DE RE MEDICA., lib. V, cap. I, sect. 9). PLINE, il est vrai, porte les ingrédients de la thériaque ou mithridate à 54 avec une note critique qui fait honte à notre époque :

« Cette composition , dit-il, est manifestement un mons-
« trueux produit de la vanité de la science et de la jactance de
« l'art [1]. La biographie médicale (art. *Andromaque*) prétend que la thériaque du charlatan romain ne diffère guère du mithridate que par l'addition de la vipère, et porte sa composition à 61 substances. Or, le *Codex* a cru devoir porter celles-ci à 71 !... M. JOURDAN, trois ans après le *Codex* (1840), n'y a fait entrer que 66 substances (PHARMACOPÉE UNIVERSELLE).

Tout ceci nous rappelle ce que le sage réformateur CULLEN a dit de la même composition : « On a conservé jusqu'à
« nos jours , dit-il, la thériaque d'Andromaque dans nos Phar-
« macopées, ce qui est une preuve certaine que le jugement
« ne s'est formé qu'avec une lenteur extrême en fait de ma-
« tière médicale. Le collége même de Londres, qui, dans la
« PHARMACOPÉE, publiée en 1746 , a montré tant de jugement
« et de discernement, en diminuant le nombre des formules
« surchargées de remèdes, a néanmoins conservé la thériaque
« d'Andromaque sans y rien changer ; ce fut peut-être contre
« l'avis de quelques-uns des membres du collége; mais cela
« prouve qu'un grand nombre d'entre eux étaient encore as-
« sujettis à la puissance seule de l'habitude » (*loc. cit.*).

Telles sont, à peu près, les conclusions auxquelles nous voulions arriver ; les réformateurs de notre *Codex* ont eu d'excellentes raisons, nous n'en doutons pas, pour faire de telles concessions à l'usage, nous croyons même qu'à cet égard ils ont quelquefois fait violence à leurs convictions, ainsi qu'eux-mêmes le font entendre : « C'est particulièrement,
« disent-ils, dans les médicaments composés que nous avons
« éliminé quelques-unes de ces formules surannées qui par leur
« bizarre composition rappellent encore l'enfance de l'art et

---

[1] « *Ostentatio artis et portentosa scientiæ venditatio manifesta est.* » (PLIN. HIST. NATUR., lib. 29.)

«l'époque reculée où elles ont été introduites dans nos phar-
«macopées. Nous ne craignons pas qu'on nous reproche ces
«suppressions... Peut-être même pourrait-on nous reprocher
«d'avoir à cet égard poussé trop loin le scrupule *(Codex. Pré-
«face).*

Ces explications justifient les auteurs du *Codex* en même
temps qu'elles caractérisent les compositions vicieuses qu'ils
ont tolérées. Oui, ces formules surannées «sentent l'enfance
«de l'art et l'époque reculée de leur introduction.» C'est que,
nous ne pouvons trop le redire, chaque auteur de matière
médicale a stéréotypé, en quelque sorte, les compositions
telles quelles formulées par ses devanciers ou ses contempo-
rains plus ou moins légitimement célèbres. C'est que la presse
est malheureusement peu scrupuleuse en fait d'adoption; c'est
que les compilateurs visent trop souvent à l'érudition et au
volume, et c'est ce que, dans leur fatal orgueil, ils appellent
être complets, au risque d'être faux, futiles et dangereux.
Un trait vous indiquera comment s'édifie la thérapeutique.

On sait quel est mon éloignement pour les spécifiques et
les formules *à priori.* Or je n'ai pas été peu surpris, l'an der-
nier, de rencontrer dans un *Annuaire de thérapeutique* deux
formules puisées dans mes publications de l'année, et présen-
tées là, sous mon nom, comme de véritables inventions,
comme des spécifiques, sans doute, dont j'aurais proclamé l'ef-
ficacité. De sorte que, si Dieu m'accordait quelque célébrité
ainsi qu'à l'auteur du formulaire, peut-être un jour emploie-
rait-on, comme par moi prônées, des formules qui vraisem-
blablement ne se reproduiront jamais identiquement dans ma
pratique.

« Et voilà justement comme on écrit l'histoire. »

Voilà comment germent les erreurs et les préjugés, comment s'amoncèlent les scories de la science, comment grossit
ce fumier d'Ennius, dans lequel, à grand'peine, on parvient
à découvrir une perle au milieu des immondices.

Voulez-vous juger de l'encombrement de cette sentine de la
science, ouvrez le recueil le plus moderne, la PHARMACOPÉE

UNIVERSELLE de **M. JOURDAN**; ayez, comme je l'ai eue moi-même, la patience de compter, et vous trouverez à l'article *Fer,* par exemple, plus de 420 formules dont ce corps et ses composés font la base; à l'article *Aloès* vous trouverez 380 formules où ce médicament figure comme agent principal. Ceci se concevrait, à la rigueur, pour des remèdes héroïques tels que les précédents; mais prenons des substances insignifiantes : à l'article *Guimauve :* vous trouverez 139 formules. Personne de vous, peut-être, n'a vu et ne verra jamais prescrire le *gui de chéne;* eh bien ! la pharmacopée vous offrira 36 formules où figure ce remède oublié....

La tradition rapporte qu'un célèbre professeur de notre école possédait et dictait à ses élèves 101 formules constituant sa thérapeutique usuelle.... Voyez combien était pauvre, en face d'un tel océan de drogues, cet honorable praticien, réputé cependant polypharmaque !

Et comment voulez-vous que dans un tel chaos la mémoire la plus heureuse ne fasse pas défaut, la plus droite raison ne demeure pas abrutie? Car le simple néophyte pensera naïvement que chacune de ces formules a sa destination spéciale, son indication précise, son action assurée, et le voilà lancé sur la pente fatale de l'empirisme. «Accuser nos pharmaco-«pées de pècher plutôt par excès que par défaut de remèdes, «est une récrimination ancienne et méritée [1], » a dit le sage «**MURRAY.** «Ce sont, a dit **DESBOIS DE ROCHEFORT**, de fausses «richesses dont l'ignorance emprunte trop souvent sa parure «et le charlatanisme son insolence, tandis que l'homme instruit «sent à chaque pas, au milieu d'elles, leur futilité et sa mi-«sère.» (MAT. MÉD., préface.)

Et comment se fait-il que la raison médicale et que la réprobation des vrais savants n'aient pas fait justice de ce luxe imposteur?

C'est que la médecine n'est pas seulement une science, c'est aussi un art; ce n'est pas seulement une profession,

---

[1] *Copià potiùs medicaminum quam inopià laborare pharmacopolia, vetus querela est eaque merita* (MURRAY, APPARAT. MEDICAM., *præfatio.*

mais encore une industrie, j'allais dire un métier... Or, un art réclame des instruments variés, une industrie exige de petits ressorts, de ténébreuses ressources. Les instruments, les ressources, ce sont les formules : il en faut pour tous les goûts, pour toutes les conditions ; il en faut pour tout le monde et pour tous les jours. Peu importe après cela qu'il en faille ou non pour toutes les maladies. Plus on dépense de formules, plus on a de chances pour réussir... sinon pour guérir. Ce n'est pas que les instruments aient tous une utilité particulière, mais leur étalage donne l'air d'un ouvrier habile ; ce n'est pas que les ressources soient toutes efficaces, mais elles donnent une apparence de finesse et de fécondité... On conçoit maintenant le succès des compilateurs et le débit des formulaires ; c'est que leurs fortunes sont liées à celles des praticiens ; il y a là contrat synallagmatique, assuré par la réciprocité des intérêts.

Et puis, dans une société bien organisée, l'existence des membres doit être assurée. Or, il est toute une classe d'honorables citoyens qui vivent directement des formules, et dont la matière médicale, réduite à ses justes proportions, consommerait la ruine. Trop longtemps le commerce de la pharmacie eut à souffrir de la propagation et du triomphe passager des idées broussaisiennes. L'ardente réaction qui fermente aujourd'hui, fait luire un jour plus doux sur les officines, et il y aurait conscience à troubler une si douce béatitude. Le pharmacien, d'ailleurs, est un des plus fermes appuis du praticien ; c'est lui qui le produit et le prône avec une ferveur proportionnée à la réciprocité légitime qu'il en espère....

En attendant la pauvre science reste étouffée sous cette lourde pacotille dont peu s'inquiètent de la soulager, car au métier de réformateur, vous le voyez, il n'y a rien à gagner ; bien au contraire.

Parmi les obstacles à la rénovation de la science, il en est un autre plus radical en quelque sorte et plus invincible que les précédents, car il tient à l'organisme humain lui-même : c'est l'insuffisance du commun des esprits, insuffisance native ou dérivant d'une éducation fausse ou imparfaite. De cette infirmité de l'intelligence découlent ce servile respect pour l'autorité; cette aveugle adoption de la loi écrite, quels que soient l'auteur et le livre; cette niaise croyance aux vertus merveilleuses des substances les plus hétéroclites prônées par le premier venu; cette ignorance ou cet oubli des lois fondamentales de la santé et de la maladie; cette tendance à l'admission des vertus ocultes, à l'adoption de spécifiques impossibles; cette habitude de voir la maladie dans un nom, résultant de l'impuissance à scruter et découvrir les états organiques et fonctionnels qui constituent les véritables indications; cette inaptitude à satisfaire aux exigences si nombreuses et si ardues de la véritable observation, inaptitude secondée par la paresse naturelle à l'esprit humain; enfin cette incompétence radicale des masses quant à la déduction des conclusions légitimes des faits, sublime faculté d'analyse et de synthèse, qui est l'unique privilége des esprits supérieurs, des véritables artistes, de ces intelligences d'élite, si rares dans toutes les sciences, et dont la mission providentielle est de surprendre les secrets de la nature et d'en formuler les lois.

C'est ce crétinisme scientifique qui, surtout, enraye le char du progrès et le retient dans la fange d'un ignoble empirisme; c'est lui qui impose à la science progressive le joug fatal d'un mot qui comme la tête de Méduse la frappe de stupeur et d'immobilité. Ce mot est L'EXPÉRIENCE, mot magique et mystérieux, dont bien peu d'esprits se sont appliqués à sonder l'ineffable profondeur. L'expérience pour le vulgaire des médecins, c'est la routine, c'est l'erreur sanctifiée par la vétusté. L'expérience! eh savez-vous ce que c'est que l'expérience? Un auteur célèbre, MURRAY, disait, il y a près d'un siècle, en beau langage latin dont je ne puis rendre l'énergie : «Vous croiriez que l'expérience est chose facile, à en juger par la jactance des empiriques, à la mesurer au nombre de leurs malades et à la quantité de leurs formules. Il leur importe peu que leurs prescriptions soient rationnelles, et ils n'ont garde de s'apercevoir que le nombre de ces malades obscurcit la faculté d'observer, émousse la finesse du jugement.

« Or, l'expérience suppose une profonde connaissance de la maladie, de ses degrés et de tout ce qui peut régler ou modifier son cours, tels que l'idiosyncrasie, les complications, la constitution épidémique, les considérations relatives à l'atmosphère, au climat, à la saison, au sexe, à l'âge, etc. Elle réclame encore une judicieuse application du médicament, quant à la dose, à la combinaison, aux préparations à faire subir au malade, à la diète qu'il convient de lui imposer.

« Personne, ajoute MURRAY, ne peut faire ces applications s'il ne possède le don de l'observation, s'il n'est rompu à l'habitude de scruter à chaque instant ce qu'il convient de faire, s'il n'est doué d'un certain mélange de finesse et de tenacité dans l'esprit et d'une constance infatigable à renouveler l'expérimentation. Il lui faut en outre un jugement distingué pour qu'il puisse réfléchir sur les faits observés, remonter des phénomènes à leurs causes, du connu à l'inconnu, de ce qui est sensible à ce qui est latent. Il faut encore que son âme soit affranchie de tout préjugé, de toute affection étrangère à l'amour de la vérité.

« Voyez, continue notre auteur, si ce sont là les qualités qu'on rencontre chez les praticiens ordinaires, sacrifiant uniquement au lucre et à l'ambition, esclaves soumis aux caprices du public, passant à vol d'oiseau d'un malade à un autre.

« Si ces rares qualités sont indispensables dans l'application des médicaments dont les vertus sont depuis longtemps constatées, combien sont-elles nécessaires lorsqu'il s'agit d'expérimenter des remèdes nouveaux, de constater des propriétés inconnues, de confirmer des vertus douteuses, etc. ! »

(MURRAY, APPARAT MÉDIC., *præfatio.*)

Pardonnez-moi cette longue citation, car elle contient de graves enseignements et des vérités trop sévères pour qu'il me fût permis de les exprimer en mon nom.

L'expérience ! eh comment croire à celle de tous, alors que les plus grands génies sont tombés à cet égard dans les hallucinations les plus monstrueuses : GALIEN, l'illustre GALIEN n'a-t-il pas placé sous l'autorité de son *expérience* les remèdes les plus absurdes; n'a-t-il pas *expérimenté* que la pivoine portée en collier guérit de l'épilepsie ? et il le prouve par des *faits....* (CULLEN, HISTOIRE DE LA MATIÈRE MÉDICALE.)

A peine possédons-nous quelques médicaments simples dont l'expérience ait constaté l'action réelle, et vous osez invoquer l'expérience alors qu'il s'agit de ces compositions barbares qu'enfantèrent de tous temps l'ignorance et la superstition, le charlatanisme et la cupidité, que vous encouragez par votre crédulité !

« Je conviens, dit CULLEN, qu'il est impossible qu'un seul homme traite chaque article de la matière médicale d'après sa propre expérience ; mais il doit alors mettre beaucoup d'art et de circonspection dans le choix de ses autorités : c'est ce que l'on n'a fait que rarement, et cette négligence a rempli nos écrits de quantité d'expériences fausses. »

Or, quelques exemples vont démontrer combien ce choix d'autorités est difficile et trompeur ; nous les empruntons encore à CULLEN, ce grand philosophe en thérapeutique : deux tentatives ont été faites en Angleterre pour juger des médicaments d'après l'expérience : la première est due à JEAN RAY. Ce médecin, en s'occupant d'une histoire complète des plantes, crut qu'il était de son devoir de faire l'énumération des vertus de celles usitées en médecine. Pensant, avec raison, que l'expérience devait être la base d'un pareil plan, il s'adressa à plusieurs habiles praticiens de ses amis. Il recueillit de quelques-uns d'entre eux un certain nombre d'observations, et pourtant cette partie de son ouvrage est aujourd'hui dépourvue de valeur réelle.

Vers le même temps BAYLE fit de louables tentatives pour engager les médecins à s'occuper de la recherche des spécifiques ; il mit à cette tâche beaucoup de conscience et d'activité ; néanmoins sa collection a peu contribué à perfectionner la matière médicale.

Que sont devenues les expériences de STORK sur le traitement du cancer, de MÉGLIN sur la curation du tic douloureux, etc.? C'est que toutes ces expérimentations péchaient par quelque côté, tant l'observation est difficile.

Que conclure de tout cela? que la thérapeutique positive est encore à créer; que les éléments de cette science existent sans doute, mais épars, mais enfouis dans un monceau d'erreurs et de mensonges, dont il est bien difficile de les dégager.

A Dieu ne plaise que nous prétendions accomplir une œuvre que d'avance nous avons signalée comme à peu près impossible. Ce que nous voulons, c'est vous inspirer un scepticisme salutaire; c'est vous inculquer des idées philosophiques et vous armer contre les déceptions qui vous attendent dans la carrière où vous entrez pleins de confiance et de candeur.

La vérité se cache! eh bien! nous la chercherons ensemble. Je tâcherai de vous donner le fil de ces pénibles et nobles perquisitions. Forcés d'accepter l'art tel que l'ont fait nos prédécesseurs, nous l'appliquerons en disciples résignés, mais nous l'apprécierons en juges indépendants et sévères, heureux d'être placés assez favorablement pour qu'il nous soit permis d'exprimer des opinions.

« Dans les hôpitaux, dit CORVISART, les maladies sont tout ce qu'elles doivent être; elles ne sont point défigurées par cette médecine active et précipitée qu'exige l'impatiente ignorance des gens du monde, et qu'emploie trop souvent, sous le nom de médecin, l'intrigant complaisant et téméraire.» (CORVISART, ÉLOGE DE DESBOIS DE ROCHEFORT).

Si de nos travaux consciencieux ne ressortent que des notions rares et imparfaites, ce sera plutôt la faute de l'art que la nôtre, et nous nous consolerons avec cette pensée que mieux vaut, pour l'humanité comme pour la vertu, s'avouer ignorant de la vérité que professer le mensonge.

Strasbourg, le 1er avril 1842.

www.ingramcontent.com/pod-product-compliance
Ingram Content Group UK Ltd.
Pitfield, Milton Keynes, MK11 3LW, UK
UKHW022254070726
13613UKWH00005B/2293